Ratgeber Exzessives Schreien, Schlaf- und Fütterstörungen

Ratgeber Kinder- und Jugendpsychotherapie
Band 17
Ratgeber Exzessives Schreien, Schlaf- und Fütterstörungen
von Dr. Margarete Bolten, Prof. Dr. Eva Möhler
und Prof. Dr. Alexander von Gontard

Herausgeber der Reihe:
Prof. Dr. Manfred Döpfner, Prof. Dr. Gerd Lehmkuhl,
Prof. Dr. Franz Petermann

Ratgeber

Exzessives Schreien, Schlaf- und Fütterstörungen

Informationen für Eltern und Erzieher

von Margarete Bolten, Eva Möhler und Alexander von Gontard

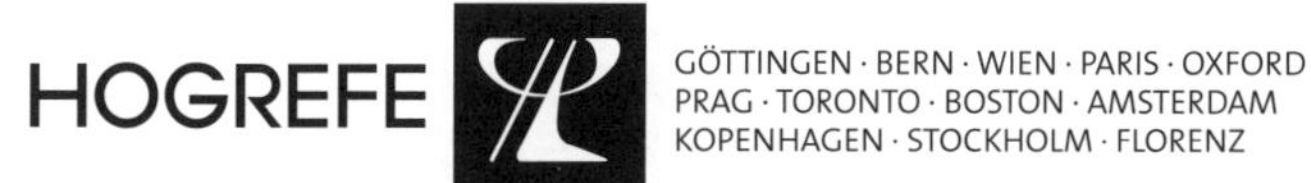

Dr. rer. nat. Margarete Bolten, geb. 1976. Seit 2010 Leiterin der Arbeitsgruppe Risiko- und Resilienzforschung an den Universitären Psychiatrischen Kliniken Basel (UPK) und seit 2009 Lehrbeauftragte in der Abteilung für Klinische Kinder- und Jugendpsychologie der Universität Basel.

Prof. Dr. med. Eva Möhler, geb. 1965. Seit 2008 Leitung der SHG-Kliniken für Kinder- und Jugendpsychiatrie /-psychotherapie am Standort Saarbrücken und seit 2010 außerordentliche Professorin an der medizinischen Fakultät der Universität Heidelberg.

Prof. Dr. med. Alexander von Gontard, geb. 1954. Seit 2003 Direktor der Klinik für Kinder- und Jugendpsychiatrie und Psychotherapie, Universitätsklinikum des Saarlandes, Homburg.

Bibliografische Information der Deutschen Nationalbibliothek

Die Deutsche Nationalbibliothek verzeichnet diese Publikation in der Deutschen Nationalbibliografie; detaillierte bibliografische Daten sind im Internet über http://dnb.dnb.de abrufbar.

Göttingen • Bern • Wien • Paris • Oxford • Prag • Toronto • Boston
Amsterdam • Kopenhagen • Stockholm • Florenz
Merkelstraße 3, 37085 Göttingen

http://www.hogrefe.de
Aktuelle Informationen • Weitere Titel zum Thema • Ergänzende Materialien

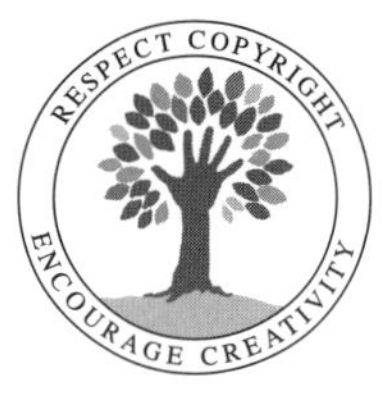

Umschlagabbildungen: © Getty Images, München
Illustrationen: Klaus Gehrmann, Freiburg; www.klausgehrmann.net
Satz: ARThür, Grafik-Design & Kunst, Weimar
Gesamtherstellung: AZ Druck und Datentechnik GmbH, Kempten
Printed in Germany
Auf säurefreiem Papier gedruckt

ISBN 978-3-8017-2374-3

Zielsetzung des Ratgebers

Dieser Ratgeber informiert über die verschiedenen Erscheinungsformen, die Ursachen und die Behandlungsmöglichkeiten von Schrei-, Schlaf- und Fütterstörungen im Säuglings- und Kleinkindalter. Die Informationen in diesem Ratgeber richten sich überwiegend an Eltern. Auch für Pädagogen und andere Bezugspersonen, die junge Kinder betreuen, kann der Ratgeber hilfreich sein.

Dieser Ratgeber ist Bestandteil der Reihe Leitfaden Kinder- und Jugendpsychotherapie, in der die Diagnostik und Therapie verschiedener Auffälligkeiten vom Säuglings- bis zum Jugendalter beschrieben werden. Der Ratgeber ergänzt den Leitfaden zu Psychischen Störungen im Säuglings- und Kleinkindalter (Bolten, Möhler & von Gontard, 2012), der sich in erster Linie an Kinderärzte, Kinder- und Jugendpsychiater, psychologische und Kinder- und Jugendlichenpsychotherapeuten richtet.

Ziel dieses Ratgebers ist es, Eltern über die verschiedenen Verhaltensschwierigkeiten im Säuglings- und Kleinkindalter zu informieren und ihnen möglichst direkt und ohne Umwege praktische Schritte zur Verbesserung der Situation mit ihrem Kind zu vermitteln. Natürlich kann ein solcher Ratgeber nicht alle Fragen beantworten, auch ersetzt dieser nicht eine Beratung bzw. Therapie. Im Anhang finden sich zusätzlich einige weiterführende Literaturhinweise sowie Materialien.

Basel, Saarbrücken und Homburg, im Oktober 2012

Margarete Bolten, Eva Möhler
und *Alexander von Gontard*

Inhalt

1 Kennen Sie das?

Der sechs Monate alte *Lucas* hat immer wieder unstillbare Schreiphasen, vor allem am Abend, aber auch tagsüber. Seine Mutter beschreibt ihn insgesamt als ein sehr empfindliches Kind, das nur schwer in den Schlaf findet und oft sofort wieder aufwacht, nachdem es auf ihrem Arm eingeschlafen war und die Eltern es in sein Bettchen gelegt hatten. Von Geräuschen wird Lucas schnell wieder wach. Dadurch hat er tagsüber nur wenige kurze Schlafphasen. Zudem scheint ihn seine Umgebung so stark zu interessieren, dass er ständig herumgetragen werden möchte, während ihm seine Mutter neue Dinge zeigt. Das lenkt ihn zwar kurz ab, sobald er aber abgelegt wird, beginnt er lauthals zu protestieren. Er schreit und windet sich dann jeweils so stark, dass er rote Flecken bekommt und seine Mutter Sorge hat, er könnte ersticken. Er lässt sich dann kaum beruhigen. Durch das ständige Geben und die Sorge, ihr Sohn könnte wieder in eine solche Schreiattacke geraten, fühlt sich seine Mutter ständig unter Anspannung und zunehmend erschöpft. Manchmal hat sie das Gefühl, kaum noch den Alltag mit Lucas bewältigen zu können.

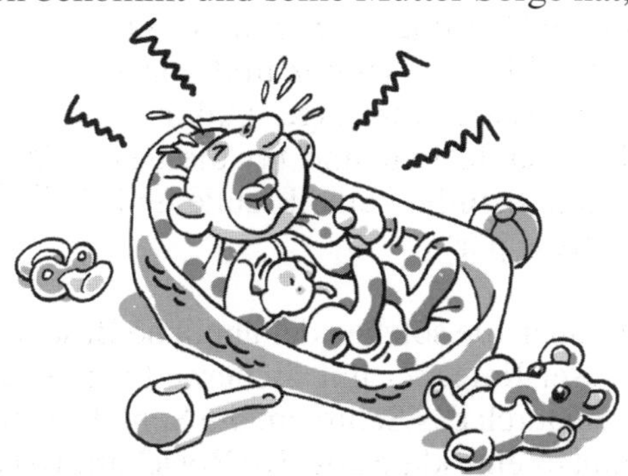

Die 14 Monate alte *Yvonne* hat noch nie durchgeschlafen. In letzter Zeit wacht sie alle zwei Stunden auf und schreit dann, bis ihre Eltern sie aus dem Bett nehmen. Sie weigert sich auch, im eigenen Bett wieder einzuschlafen und kommt dann in der Regel mit ins Bett der Eltern, wo sie zwar wieder „eindämmert" aber grundsätzlich sehr unruhig schläft, was sich auch negativ auf den Schlaf der Eltern auswirkt. Nachts trinkt sie bis zu drei Fläschchen, und muss dann auch gewickelt werden, so dass die Eltern insgesamt sehr erschöpft sind. Tagsüber ist Yvonne quengelig und kann sich nicht alleine beschäftigen, läuft der Mutter beständig nach und will auch oft auf den Arm. Die Mutter ist am Ende ihrer Kräfte, die Eltern sind beide gereizt und schreien sich oft an. Die Großmutter bietet an, das Kind könne bei ihr schlafen, was die Eltern aber nicht in Anspruch nehmen wollen, da sie fürchten, sich danach besserwisserische Kommentare gefallen lassen zu müssen.

Der dreijährige *Nico* weigert sich, feste Speisen zu sich zu nehmen. Er isst ausschließlich Fertigbrei, Pudding und Fruchtzwerge. Er kann zwar selbstständig aus dem Becher trinken, lässt sich jedoch ausschließlich von der Mutter füttern. Sobald Nico Krümel oder kleine Trockennahrung in den Mund bekommt, erbricht er. Auch sonst verhält er sich der Mutter gegenüber verweigernd und ist neuen Dingen gegenüber wenig aufgeschlossen. Nico wurde bis zum 5. Lebensmonat gestillt. Während die Einführung von Flasche und Brei problemlos verlief, zeigte er große Probleme bei der Umstellung auf feste Nahrung. Bei dem Versuch, ihn dazu zu bewegen, die Nahrung der Familie zu essen und nicht seine Breie, verweigerte er jegliche Nahrungsaufnahme. Nicos Mutter ist verzweifelt. Einerseits versucht sie ihn bei den Mahlzeiten abzulenken, andererseits bietet sie immer wieder zwischendurch Nahrung an. Sie fühlt sich als schlechte Mutter und sorgt sich, dass er verhungern könnte. Die Mahlzeiten sind für die gesamte Familie keine Freude und „Stress pur“.

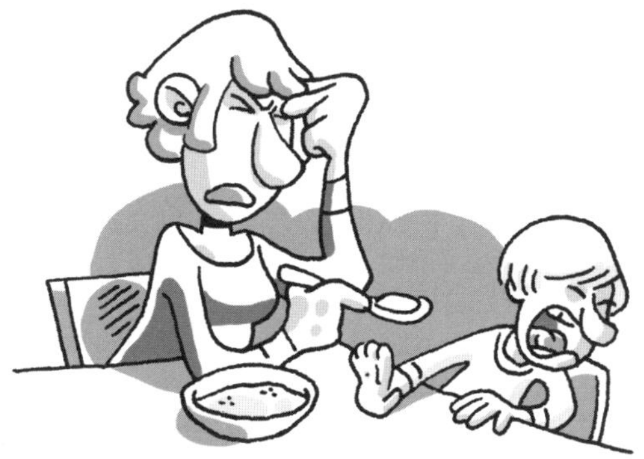

Kennen Sie solche oder ähnliche Beschreibungen? Wenn ja, dann wird Ihnen dieser Ratgeber mit Sicherheit weiterhelfen können. Trotz aller Belastungen durch das Schreien, die Schlaf- oder Fütterungsprobleme Ihres Kindes, gibt es eine klare positive Botschaft: Bei den meisten Säuglingen oder Kleinkindern verschwinden die Symptome. Bei manchen geht es relativ schnell, bei anderen muss man sich auf eine längere Behandlungszeit einrichten.

Lucas, Yvonne und Nico sind nur drei Beispiele für verschiedene Schwierigkeiten und Verhaltensprobleme im Säuglings- und Kleinkindalter. Wichtig ist an dieser Stelle zu erwähnen, dass es sich bei Störungen im Säuglings- und Kleinkindalter niemals isoliert um Probleme des Kindes allein, sondern vielmehr um eine Beeinträchtigung der gesamten Familie, also sowohl des Kindes als auch seiner Eltern bzw. weiterer Bezugspersonen, handelt.

Deshalb sollen zunächst ein paar allgemeine Informationen zu den verschiedenen Störungsbereichen gegeben werden.

2 Allgemeine Informationen zum Schreien, Schlafen und Füttern im Säuglings- und Kleinkindalter

Schreien

Von den Ausdrucksmöglichkeiten eines Babys ist das Schreien die stärkste Form. Schreien ist das wichtigste angeborene Alarmsignal, mit dem der Umwelt eigene Bedürfnisse wie Hunger, Durst, Missbehagen, Schmerzen, Kontakt- und Nähebedürfnisse aber auch Übermüdung und Überreizung mitgeteilt werden. Durch das Schreien alarmiert ein Kind seine Umwelt. Das Schreien ruft bei den Bezugspersonen eine starke emotionale Erregung, eine Steigerung des Herzschlags und des Blutdrucks hervor und motiviert diese, so schnell wie möglich den Anlass für das Schreien herauszufinden, um dieses beenden zu können.

Das Schreien in den ersten Wochen und Monaten hat also eine wichtige Funktion. Es soll in Situationen, in denen sich der Säugling nicht selbstständig wieder beruhigen kann, dazu führen, dass die Eltern ihm helfen, wieder zur Ruhe und in Balance zu kommen. Im Laufe seiner Entwicklung lernt das Kind sich zunehmend besser selbst zu beruhigen. Bei der Mehrzahl der Babys nehmen deshalb auch die Unruhe und Schreiphasen im Verlauf des ersten Lebensjahres ab. Das Schreiverhalten von Säuglingen verläuft also im Durchschnitt nach einem charakteristischen Muster.

Merke:

Die tägliche Schreidauer nimmt bis zur sechsten Lebenswoche des Kindes immer mehr zu und liegt auch bei gesunden Säuglingen bei bis zu 2,5 Stunden täglich, um dann bis zur Vollendung des ersten Lebensjahres auf etwa eine Stunde täglich abzufallen. Das Schreien von Säuglingen ist zwar über den Tag hinweg gleichmäßig verteilt, jedoch ist bei den meisten Kindern ein deutlicher Anstieg in den späten Nachmittags- bis Abendstunden zu verzeichnen.

Schlafverhalten

Während Kinder im ersten Lebenshalbjahr noch 16 bis 20 Stunden schlafen, nimmt das Schlafbedürfnis im Verlauf des ersten und zweiten Lebensjahres kontinuierlich ab. Zudem ist es individuell sehr variabel. Im Alter von 18 Monaten kann es zwischen 10 und 15 Stunden variieren. Der Schlaf-Wach-Rhythmus ist dabei anfangs sehr inkonstant und baut sich im Verlaufe der ersten vier Lebensjahre auf.

Merke:

In den ersten zwei bis drei Jahren ist mehrfaches Aufwachen in der Nacht vollkommen normal. Kinder, die nicht gelernt haben, selbstständig einzuschlafen, fordern dann natürlicherweise ihre angelernte und angewöhnte Einschlafhilfe wieder ein. Dies bedeutet in der Regel, dass die Eltern aufstehen müssen, um sich um das Kind zu kümmern.

Ab dem Alter von sechs Monaten brauchen Kinder während des Schlafes keine Nahrung mehr. Wenn sie diese jedoch über dieses Alter hinaus einfordern, ist das Ausdruck eines Lernprozesses.

Nahrungsaufnahme

Jedes Kind muss essen und genügend Nahrung aufnehmen, um zu wachsen und zu gedeihen. Dies gelingt am besten im Rahmen einer guten Beziehung zu seinen Eltern und Bezugspersonen. Das Kind muss mitteilen, wann es hungrig und wann es satt ist. Die Bezugspersonen wiederum müssen diese Signale erkennen und auf sie eingehen können. Wenn sich beide – Kind und Erwachsene – positiv aufeinander einstimmen können, kann das Füttern und Essen für alle zu einer höchst entspannten und befriedigenden Erfahrung werden.

Stressfreies Stillen oder Flaschenfüttern im Säuglingsalter sind wichtige Voraussetzungen für zukünftige Veränderungen – nämlich wenn das Kind zunehmend selbstständig bestimmen will und beim Essen seine Unabhängigkeit entwickelt.

Das Essen durchläuft viele verschiedene Phasen bei jungen Kindern. Nach der Geburt ernährt sich der Säugling ausschließlich von Flüssigkeit – entweder Muttermilch oder Flaschennahrung. Mit vier bis sechs Monaten kann die erste Beikost eingeführt werden. Mit sechs Monaten kann das Kind erstmals eine Flasche halten und erste Schlucke aus einem Becher trinken – die ersten Schritte der Selbstständigkeit beginnen. Mit neun Monaten kann es auch festere Nahrungsstückchen probieren und sitzt schon selbstständig. Bald wird es anfangen, eigenständig mit dem Löffel zu essen und sich für die Nahrung, die andere Familienmitglieder essen, zu interessieren. Erste Essversuche mit der Gabel und unabhängiges Essen sind bis zum Ende des zweiten Lebensjahres möglich. Ab dieser Zeit können Kleinkinder am Tisch sitzen und fast alle Nahrungsmittel zu sich nehmen. Drei Haupt- und zwei Zwischenmahlzeiten sind jetzt ideal – dazwischen muss kein Kind naschen. Bis zum Alter von fünf Jahren kann es frei mit geschlossenem Mund essen und sogar die meisten Nahrungsmittel mit dem Messer schneiden – das Kind ist jetzt richtig groß geworden und freut sich über seine Selbstständigkeit!

Wenn Kind und Eltern sich in diesem langen Prozess nicht aufeinander einstimmen können, wird das Füttern und Essen anstrengend, frustrierend und belastend sein. Manche Eltern machen sich Vorwürfe oder haben Schuldgefühle. Sie versuchen, ihre Kinder beim Essen abzulenken oder sie mit anderen, z. B. süßen Nahrungsmitteln, zu bestechen. Manche Kinder haben kein Interesse am Essen oder verweigern sich. Eltern können wütend auf ihre Kinder sein und versuchen, sie zum Essen zu zwingen. So können die Essenszeiten in manchen Familien zu richtigen „Schlachtfeldern" werden. Dabei können die ursprünglichen Probleme sowohl beim Kind, wie auch bei den Eltern liegen. Wenn es ungünstig verläuft, schaukeln sich beide Seiten auf und man weiß gar nicht mehr, von wem die Probleme ursprünglich ausgingen.

3 Woran erkenne ich, dass mein Kind behandlungsbedürftige Probleme mit dem Schreien, Schlafen oder Füttern hat?

Schreiprobleme

Bei der Entscheidung, ob Probleme mit erhöhter Irritierbarkeit und vermehrtem Schreien im Säuglingsalter tatsächlich behandlungsbedürftig sind, spielen sowohl objektive als auch subjektive Kriterien eine wichtige Rolle. Als objektives Kriterium hat sich die inzwischen mehr als 50 Jahre alte, sogenannte Dreierregel nach Wessel bewährt.

Dreierregel nach Wessel:

Demnach spricht man von unstillbarem Schreien, wenn ein Säugling drei Stunden pro Tag an mehr als drei Tagen in der Woche über einen Zeitraum von mindestens drei Wochen ohne erkennbare Ursachen schreit oder quengelt.

In verschiedenen Untersuchungen hat sich gezeigt, dass sich durch diese Definition die klinisch auffälligen Kinder und ihre Familien gut von weniger belasteten Kindern unterscheiden lassen.

Jedoch können Eltern auch beim Nicht-Erfüllen dieser Dreierregel durch das Schreien so stark belastet sein, dass sie Hilfe brauchen. Chronische Unruhe und unstillbares Schreien über viele Wochen oder Monate hinweg stellen für die ganze Familie einen erheblichen Stressfaktor dar und bringen Eltern unweigerlich an den Rand der Erschöpfung. Das permanente Schreien des Kindes und das Nicht-Greifen elterlicher Beruhigungsversuche führen häufig zu einer Verunsicherung, zu Versagensgefühlen, Hilflosigkeit, Ohnmacht, depressiven Überforderungsgefühlen oder manchmal auch zu Wut und Aggressionen bei den Eltern. Die meisten betroffenen Eltern erschrecken über solche negativen Gefühle ihrem Baby ge-

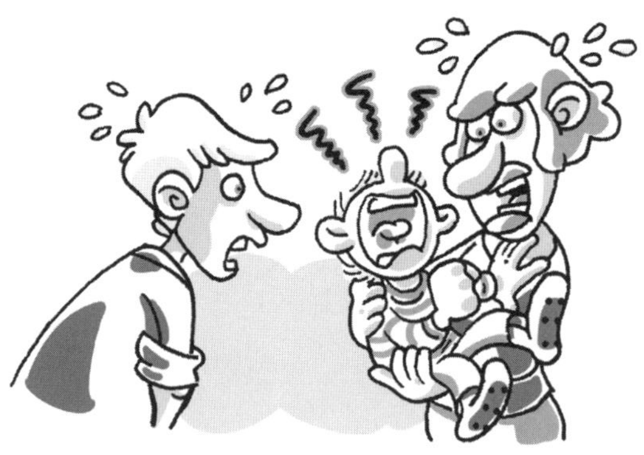

genüber. Die erlebte Hilflosigkeit und innere Anspannung wird häufig in immer heftigeres Wiegen und Schaukeln umgesetzt, um das Schreien endlich zum Verstummen zu bringen. So kann eine Spirale entstehen, in der sich die Erregung des Babys und die Verzweiflung der Eltern gegenseitig verstärken. Dies kann jedoch für das Kind sehr gefährlich werden, denn aus einer solchen Spirale heraus kommt es leider immer wieder dazu, dass Eltern ihr Baby vor sich halten, es anschreien oder schütteln.

Merke:

Schütteln ist für das Baby lebensgefährlich und kann zu schwersten Schäden bis hin zum Tod führen. Deshalb sollten Eltern, die sich vom vielen Schreien überfordert fühlen und an den Grenzen ihrer Belastbarkeit sind, unbedingt Hilfe aufsuchen, um ein solches Eskalieren der Situation zu vermeiden.

Zudem kann die Eltern-Kind-Beziehung unter den sich wiederholenden negativen Interaktionen leiden, was auch ein langfristiges Risiko für die Entwicklung des Kindes darstellt. Deshalb sollten Eltern, wenn sie sich vom Schreien und Quengeln ihres Kindes überfordert, sich erschöpft und ausgelaugt oder in einer Spirale aus innerer Anspannung und negativen Gefühlen ihrem Kind gegenüber gefangen fühlen, Hilfe in Anspruch nehmen.

Schlafprobleme

Merke:

Mehrmaliges nächtliches Aufwachen wird ab dem Alter von sechs Monaten als Schlafproblem angesehen. Man unterscheidet dabei zwischen Einschlaf- und Durchschlafproblemen. Diese treten häufig gemeinsam auf.

Das Kind kann also nicht gut einschlafen, braucht seine Eltern als Einschlafhilfe oder hat Schwierigkeiten, den Nachtschlaf über längere Strecken aufrechtzuerhalten.

Typische Schlafprobleme. Die Kinder verlangen das Fläschchen zum Einschlafen oder wollen auf dem elterlichen Arm einschlafen. Nach zwei bis drei Stunden wachen Sie wieder auf und schreien solange, bis die Eltern sie aus dem Bett nehmen und ihnen wieder das Fläschchen oder die Brust geben bzw. sie so lange im Arm wiegen, bis sie wieder eingeschlafen sind. Im

Laufe der Zeit kann es dazu kommen, dass die Schlafphasen nachts kürzer werden und die Eltern mehrfach pro Nacht aufstehen müssen, um zu füttern oder das Kind herumzutragen. Vor dem Alter von sechs Monaten kann dies als normal angesehen werden, weil Kinder physiologisch bedingt nachts noch Nahrung brauchen. Ab einem Alter von sechs Monaten reicht jedoch der eigene Nahrungsspeicher aus, um die Nacht über ohne Nahrung auszukommen. Das Verlangen nach Nahrung kann jedoch Ausdruck einer Gewöhnung an die Nahrung als Beruhigungshilfe sein, weil das Kind bisher immer mit dem Fläschchen oder der Brust eingeschlafen ist.

Typische Schlafstörungen. Bei einer schwerwiegenden Schlafstörung kann es sein, dass das Kind nachts bis zu stündlich erwacht und nur mit elterlicher Unterstützung (Herausnehmen, Rumtragen, Wiegen, Füttern) wieder einschlafen kann. Möglich ist auch, dass große Teile der Nacht im elterlichen Bett verbracht werden, wo der Schlaf aller Beteiligten dann in der Regel aber deutlich unruhiger und fraktionierter ist.

Wie können sich Schlafstörungen zeigen? Schlafstörungen sind vor allem am nächtlichen Aufwachen leicht zu erkennen. Oft sind die Kinder tagsüber quengelig und können sich nur kurz mit etwas beschäftigen. Als Zeichen einer chronischen Übermüdung, kann die Aufmerksamkeit oft nur schwer aufrechterhalten werden. In diesem Sinne fordern Kinder mit einer Schlafstörung auch tagsüber ein beständiges „Sich-Kümmern" der Eltern ein, d. h. die Kinder können sich kaum selbst beschäftigen und wollen dauernd „bespielt" werden.

Manche Kinder erwecken den Eindruck, als würden sie sich regelrecht gegen das Schlafen wehren, als wolle das Kind um keinen Preis irgendetwas verpassen. Dies kann auch Ausdruck einer Überreizung sein. Es gibt Kinder, die ein sehr reizhungriges Temperament haben und tagsüber sehr viele Reize aufnehmen. Dies kann jedoch dazu führen, dass sich das Kind in einem permanenten Teufelskreis der Überreizung befindet.

Merke:

Normalerweise brauchen Kinder unter zwei Jahren am Tag mindestens ein oder zwei Ruhepausen, in denen sie entweder schlafen oder ausruhen. Kinder unter sechs Monaten benötigen solche Ruhephasen etwa alle zwei Stunden. Entsprechend sollten Säuglinge in diesem Alter nach einer Aktivitätsphase wieder zur Ruhe kommen und Quengeligkeit sollte nicht mit weiteren Reizangeboten beantwortet werden. Dies führt nämlich in den Teufelskreis der sogenannten Pseudostabilität – das Kind ist kurz ruhig, bis der neue Reiz verbraucht ist und quengelt dann umso mehr, als Ausdruck weiter anwachsender Überreizung.

Fütter- und Essprobleme

Zunächst muss zwischen Fütter- und Essproblemen unterschieden werden. Von *Fütterproblemen* spricht man, wenn die Nahrungsaufnahme noch nicht selbstständig möglich ist, sondern das Kind auf eine Bezugsperson beim Füttern angewiesen ist. *Essprobleme* dagegen bezeichnen Schwierigkeiten bei einem Kind, das schon selbstständig essen kann.

Ferner muss zwischen *Problemen* und *Störungen* unterschieden werden. Probleme beim Füttern und Essen treten in Familien sehr häufig auf und können sehr belastend sein. Probleme müssen nicht über längere Zeit anhalten. Sie können auch nur vorübergehend auftreten, z. B. in Übergangszeiten, wenn neue Nahrung eingeführt wird. Der Wechsel von Milch zu Brei oder von Brei zu fester Nahrung sind Zeiten, zu denen Fütter- und Essprobleme bevorzugt beginnen können. Manche Familien sind sehr kreativ und einfühlsam und finden von sich aus Möglichkeiten, mit der Situation fertig zu werden. Andere schaffen es mit etwas Beratung und der Unterstützung rasch, einen neuen Zugang zu ihrem Kind zu finden und die Essenssituation positiv zu gestalten.

Störungen beim Füttern und Essen dagegen sind zum Glück sehr viel seltener. Störungen sind für alle sehr viel belastender, weil die Fütter- und Essprobleme schwerer ausgeprägt sind, häufiger auftreten und länger andauern. Solche Störungen sind sehr vielgestaltig. Nach neueren Untersuchungen können mindestens sechs verschiedene Formen unterschieden werden – vermutlich sogar noch mehr. In diesen Fällen reicht eine Beratung alleine nicht aus. Man sollte nicht zögern, sich Hilfe zu suchen und eine Behandlung in Anspruch zu nehmen. Je kürzer eine Störung anhält, umso besser!

Typische Fütter- und Essprobleme. Wie bereits erwähnt, sind Fütter- und Essprobleme in Familien sehr häufig. Als Beispiel sollen typische Probleme bei zweieinhalbjährigen Kindern beschrieben werden, welche Eltern in neuen Studien angaben. In ihrem dritten Lebensjahr essen viele Kinder nur eine eingeschränkte Zahl von Nahrungsmitteln, z. B. nur bestimmte Breie.

Viele bevorzugen Getränke gegenüber fester Nahrung, manche essen zu langsam, einige sind nicht am Essen interessiert und manche können sogar aggressiv und provokativ das Essen verweigern. In ihrer Verzweiflung greifen die Eltern zu verschiedenen Hilfsmitteln. Viele Eltern bestechen ihre Kinder, indem sie ihnen neue Nahrungsmittel (z. B. Süßigkeiten) anbieten. Viele versuchen, ihre Kinder mit Spielen abzulenken und in vielen Familien laufen bei den Mahlzeiten Fernsehen, DVDs oder Musik. Manche Eltern versuchen in ihrer Hilflosigkeit, ihre Kinder zu bestrafen, indem sie ihnen keinen Nachtisch geben, das Essen wegnehmen oder sie zum Essen zu zwingen.

Typische Fütter- und Essstörungen. Fütter- und Essstörungen sind sehr viel seltener. Hier sind die Symptome stärker ausgeprägt, treten häufiger auf und halten länger an. Fütter- und Essstörungen sind sehr vielgestaltig. Es gibt nicht die eine Störung für alle Kinder und Familien – sondern eine ganze Anzahl. Fütter- und Essstörungen können gemeinsam mit körperlichen Erkrankungen auftreten oder deren Folge sein. Eine Fütter- und Essstörung kann auch zu einer Mangelernährung, Gewichtsabnahme und fehlendem Wachstum führen. Deshalb muss das Kind bei Fütter- und Essstörungen unbedingt einem Kinderarzt vorgestellt werden. Dieser klärt ab, ob das Kind gesund ist und sich altersentsprechend entwickelt.

Wie können sich Fütter- und Essstörungen zeigen? Es gibt Säuglinge, die beim Stillen oder bei der Flaschenfütterung große Schwierigkeiten haben, wach und entspannt zu bleiben. Manche sind zu müde und schlafen ein, andere sind übererregt und lassen sich durch äußere Reize leicht ablenken. Die Folge ist jeweils, dass das Füttern nicht zu Ende gebracht wird, was bei Eltern Ängste und Besorgnis auslösen kann.

Andere Kinder geraten beim Füttern unter Belastung, weil eine Grunderkrankung des Herzens, der Lunge oder des Darmtraktes vorliegt. Sie bekommen Atemnot, verschlucken sich oder schreien, weil das Füttern so anstrengend ist. Eine besondere Risikogruppe sind beispielsweise Frühgeborene, insbesondere wenn sie über eine Sonde ernährt wurden. Andere Kinder verweigern das Füttern und Essen, weil sie unangenehme Erfahrungen wie Würgen, Erbrechen oder Verschlucken beim Essen gemacht haben. Das Essen ist deshalb negativ konditioniert und das Kind wehrt sich dagegen.

Andere Kinder dagegen haben einfach kein Interesse am Essen. Sie spielen gerne, sind dauernd auf „Entdeckungsreise“ und sind an allem interessiert

– nur nicht an der Nahrung. Diese aktiven Kinder haben oft zusätzliche Probleme, wie z. B. beim Schlafen. Der fehlende Appetit kann für die gesamte Familie nervend und frustrierend sein. Manche Eltern „verbiegen sich“, indem sie ihre Kinder ablenken, mit ihnen spielen, hinter ihnen herlaufen und ihnen sogar Essen in den Mund stecken.

Andere Kinder dagegen haben ganz klare Vorlieben beim Essen. Es kann sein, dass sie nur bestimmte Nahrungsmittel zu sich nehmen, die eine bestimmte Farbe (z. B. grüne aber nicht gelbe), einen bestimmten Geschmack oder Geruch oder eine bestimmte Konsistenz (Brei aber nicht Stückchen) haben. Im Extremfall essen solche Kinder sogar nur Nahrungsmittel einer bestimmten Marke. Die bevorzugte Nahrung wird problemlos gegessen. Neue Nahrungsmittel dagegen werden verweigert, das Kind kann diese sogar ausspucken und erbrechen. Manche Kinder sind auch in anderen Bereichen überempfindlich, sie mögen nicht barfuß gehen oder lehnen besondere Kleidungsstücke ab. Erstaunlicherweise zeigen in diesen Familien auch manche Eltern ein selektives Essverhalten mit wenigen bevorzugten Nahrungsmitteln.

Zuletzt sind manche Eltern mit der Fütter- und Essenssituation vollkommen überfordert – nicht weil sie kein Interesse an ihrem Kind haben, sondern weil sie es einfach zurzeit nicht können. Manche haben eine belastende Lebenssituation, eine schwierige Schwangerschaft und Geburt hinter sich. Andere Eltern sind isoliert, haben wenig Kontakt zu Freunden und kaum Unterstützung durch ihre Familien. Wieder andere sind sogar unglücklich, verzweifelt und antriebslos – typische Zeichen einer Depression. Dies ist kein Versagen, sondern eine Krankheit, für die es wirksame Hilfen gibt. In diesen Fällen ist es wichtig, dass die Eltern für sich selber sorgen und eine Behandlung aufsuchen – somit können sie ihrem Kind am besten helfen.

Es gibt Kinder (wie z. B. Frühgeborene), die stellen besondere Anforderungen an ihre Eltern, ihre Pflege und das Füttern an sich ist schwierig und kompliziert. Die Anfangszeiten mit ihrem Kind sind für manche Eltern alles andere als rosig – entgegen der Erwartungen der Gesellschaft und der Medien, nämlich dass Eltern glücklich und fröhlich über das Kind sein sollten.

Trotz der vielen verschiedenen Fütter- und Essstörungen gibt es eine gute Botschaft, wie viele neue Studien zeigen: Eine Behandlung ist nicht nur möglich, sondern oft auch erfolgreich – den meisten Familien kann geholfen werden!

4 Wie viele Säuglinge bzw. Kleinkinder sind betroffen?

Schreiprobleme

Viele Eltern sind erstaunt darüber, wie häufig Eltern bzw. ihre Säuglinge von Problemen mit unstillbarem Schreien betroffen sind. Oft sind sie selbst davon überzeugt, dass sie mit diesem Problem ganz allein sind. Exzessives Schreien zählt zu den häufigen Vorstellungsgründen in kinderärztlichen Praxen. Etwa 15 bis 20 Prozent der Säuglinge, das bedeutet also etwa jeder fünfte bis sechste Säugling schreit in den ersten Lebensmonaten unstillbar. Viele Eltern fühlen sich jedoch mit ihrem Problem alleingelassen.

Schlafprobleme

Bis zu 20 Prozent aller Kinder leiden zumindest zeitweise an Schlafproblemen, wobei das Leiden der Eltern meist erheblicher ist, als das der Kinder. Schwere Schlafstörungen sind etwas seltener, sie treten in der Regel unter 5 Prozent auf.

Fütter- und Essprobleme

Es kann für Eltern sehr beruhigend sein, zu erfahren, dass sie nicht die einzigen sind, deren Kind Probleme beim Füttern und Essen hat. Etwa 20 Prozent aller Kinder, also jedes fünfte Kind, haben solche Fütter- und Essprobleme. Und die meisten Familien werden damit gut fertig. Schwere Fütter- und Essstörungen dagegen sind sehr selten. Ein bis zwei Prozent aller Kinder weisen solche schweren, lang andauernden Probleme auf. In solchen Fällen sollten Sie nicht zögern, sich möglichst rasch Hilfe zu suchen.

5 Können diese Probleme auch Hinweise auf andere Störungen sein?

Bestimmte körperliche Erkrankungen oder auch psychosoziale Bedingungen können ebenfalls Ursache für die oben beschriebenen Verhaltensauffälligkeiten bei Säuglingen bzw. Kleinkindern sein, deshalb setzt jede Behandlung eine umfassende kinderärztliche Untersuchung zum Ausschluss körperlicher Erkrankungen voraus. Es soll sichergestellt werden, dass Ihr Kind körperlich vollkommen gesund ist und unter keinerlei Schmerzen leidet. Lebensmittelallergien, Nahrungsmittelunverträglichkeiten, angeborene Störungen und Entwicklungsauffälligkeiten sollen ausgeschlossen werden. Eine Vielzahl von Fragen sind notwendig, um die Entstehungsbedingungen, aber auch verstärkende Faktoren zu verstehen. Selten sind weitergehende Untersuchungen wie Blut-, Ultraschall- oder Hirnstromuntersuchungen notwendig.

Schlafstörungen können auch Folge eines Schlafapnoesyndroms von hirnorganischen Störungen oder epileptischen Anfällen sein. Bei Fütter- und Essstörungen müssen Störungen des Nervensystems, des Mundes und des Rachenraumes, sowie Refluxe (Zurückfließen von Magenflüssigkeit) in die Speiseröhre ausgeschlossen werden.

6 Wie ist die weitere Entwicklung?

Schrei-, Schlaf- oder Fütterprobleme können auf Seiten der Eltern zu Erschöpfung, Schlafdeprivation, Ohnmachtsgefühlen und Versagensängsten führen. Auch Wut, Ablehnung, Selbstvorwürfe oder ängstliche Überfürsorglichkeit können die Folge sein. Solche Probleme des Säuglings- bzw. Kleinkindes wirken sich negativ auf die Beziehung zwischen den Eltern und ihrem Kind aus und gehen zunehmend auf Kosten entspannter gemeinsamer Interaktionen. Je länger solche negativen Gegenseitigkeiten anhalten, umso mehr können sich bestimmte Interaktionsmuster verselbstständigen, rigide werden und die Entwicklung des Kindes langfristig gefährden. Zudem kann sich die daraus resultierende chronische Stressbelastung auch negativ auf die Partnerschaft auswirken und damit Beziehungskonflikte hervorrufen.

Das übermäßige Schreien ist zwar sehr belastend für die gesamte Familie – der Langzeitverlauf ist dagegen sehr günstig. Deshalb wird das exzessive Schreien auch nicht als Störung angesehen, sondern eben als eine vorübergehende Problematik. Die meisten Kinder werden keine weiteren Folgen erleiden. Einige Säuglinge, welche über die ersten 3 Monate hinweg exzessiv geschrien haben, entwickeln im Verlauf des Kindes- und Jugendalters häufiger Verhaltensprobleme wie aggressives und verweigerndes Verhalten, Aufmerksamkeitsdefizite und Störungen der Motorik und der Sprache. Das Risiko ist umso höher, je mehr Verhaltensbereiche (Schreien, Schlafen, Füttern) betroffen sind.

Schlafstörungen zeigen, wenn sie keine spezifische therapeutische Intervention erfahren, eine Tendenz zur Chronifizierung und zum langfristigen Fortbestehen bis ins spätere Kindesalter. Dies hat dann wiederum negative Folgen für die Konzentrations- und Leistungsfähigkeit, aber auch den Aufbau von Beziehungen zu Gleichaltrigen.

Ess- und Fütterstörungen haben einen sehr unterschiedlich Verlauf: Manche bilden sich unter einer Behandlung gut zurück, während andere sich durchaus langfristig fortsetzen können. Besonders intensiv sollten Fütterstörungen mit Gedeihstörungen, d. h. fehlender Gewichts- und Längenzunahme, untersucht und behandelt werden.

7 Was sind die Ursachen?

Aus der Säuglingsforschung wissen wir, dass die Ursachen für Probleme mit vermehrtem Schreien, dem Schlafen und Füttern einerseits im Kind, andererseits auch in der Interaktion zwischen Eltern und Kind liegen können. So gibt es Kinder, die schwierige angeborene Temperamentsmerkmale haben, d. h. sie reagieren überdurchschnittlich stark auf Reize, können sich nicht beruhigen oder haben Angst vor neuen Eindrücken und Erlebnissen. Andererseits kann auch die Überlastung der Eltern und eine negativ gefärbte Eltern-Kind-Beziehung eine Rolle spielen. Also greifen die Fähigkeiten Ihres Kindes zur Selbstberuhigung, Ihre Belastungen und Stressoren sowie Verhaltensweisen zwischen Ihnen und Ihrem Kind ineinander und beeinflussen sich wechselseitig (vgl. Abbildung 1). Wie Sie bestimmt aus eigener Erfahrung wissen, gibt es Tage an denen Sie entspannter auf Ihr Kind zugehen können wie an anderen Tagen. Kinder merken dies sofort und reagieren auf die Stimmungslage und Anspannung der Eltern mit mehr Schreien, Quengeln oder sie wehren sich gegen das Essen und Einschlafen.

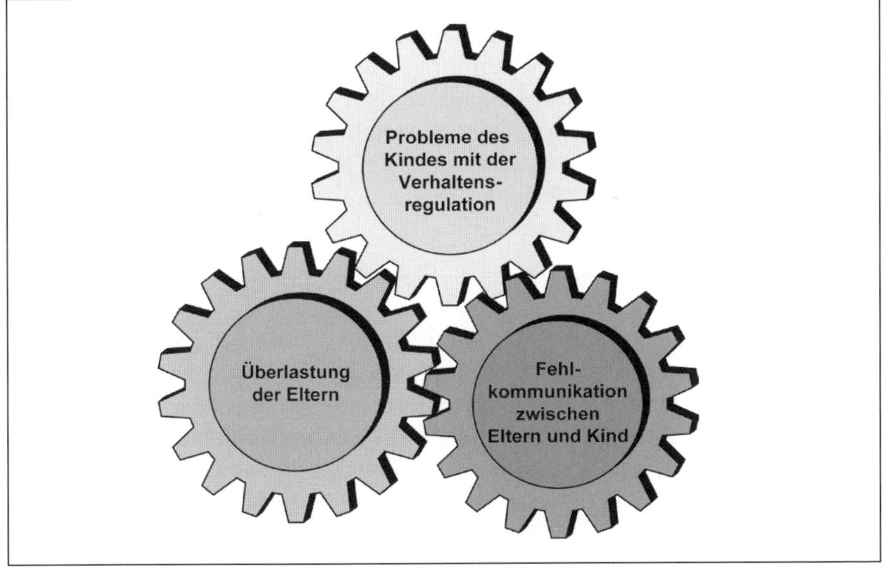

Abbildung 1:
Zusammenspiel zwischen den Voraussetzungen des Kindes, Belastungen der Eltern und der Eltern-Kind-Interaktion

Schreiprobleme

Kindbezogene Ursachen. Säuglinge mit einem hohen Maß an selbstregulatorischen Kompetenzen gelingt es verhältnismäßig leicht, einen ruhigen und aufmerksamen Wachzustand aufrechtzuerhalten. Diese Kinder kommen bei Ermüdung leicht zur Ruhe. Die ersten Lebenswochen Ihres Kindes sind durch Anpassungsprozesse an die Umwelt außerhalb des Mutterleibs (Nahrungsaufnahme, Wärmeregulierung, Verdauung usw.) stark in Anspruch genommen. Deshalb kann als eine Ursache für das vermehrte Schreien Ihres Babys in den ersten drei Lebensmonaten eine Überlastung vermutet werden bzw. es können Anpassungsschwierigkeiten aufgrund von Unreife angenommen werden. Dauert die Schreiproblematik bei Ihrem Kind jedoch über die ersten drei bis sechs Monate hinaus an, kann davon ausgegangen werden, dass es eine angeborene erhöhte Reaktivität und Irritierbarkeit aufweist. Ihr Kind hat also Grundschwierigkeiten, Verhaltenszustände (Übergang vom aufmerksamen Wachzustand in den Schlaf) und negative Befindlichkeiten zu regulieren.

Elternbezogene Ursachen. Solche Schwierigkeiten zur Selbstregulation und eine erhöhte Reaktivität auf Umweltreize können durch die Bezugspersonen abgeschwächt, aber auch verstärkt werden. Dies bedeutet, dass Eltern auf der einen Seite die Schwierigkeiten Ihres Kindes auffangen und kompensieren können, indem sie es zum Beispiel weniger neuen Reizen aussetzen, versuchen den Tagesablauf immer wieder gleich zu gestalten und ihrem Kind angemessene Beruhigungsangebote machen. Auf der anderen Seite können ungünstige Interaktionen zwischen Eltern und Säugling dazu führen, dass sich die Problematik weiter verstärkt.

Merke:

Eine eingeschränkte Selbstregulationsfähigkeit des Säuglings stellt erhöhte Anforderungen an die Eltern. Dies kann sehr leicht zu einer Überforderung und damit starker Erschöpfung auf Seiten der Eltern führen. Eine solche Überlastung und akute Stresszustände binden sehr viel Energie der Eltern, wodurch sie weitaus weniger gut in der Lage sind, ihrem Kind die benötigte Unterstützung zur Beruhigung anzubieten. Oftmals werden auch eher ungünstige Beruhigungsstrategien gewählt, die wiederum die Überreizung des Kindes weiter anwachsen lassen. Nicht selten kommt es in diesem Zusammenhang auch zu wiederholten negativen Interaktionen, welche im schlimmsten Falle auch zu Gewaltanwendung führen können. Solche sogenannten Teufelskreise (vgl. Abbildung 2) negativer Gegenseitigkeit verstärken die Probleme des Kindes, erhalten sie aufrecht oder lassen sie auf weitere Verhaltenskontexte übergreifen. Entsprechend sollten Sie als Eltern lernen, die selbstregulatorischen Kompetenzen Ihres Kindes zu fördern und eine Überreizung zu verhindern.

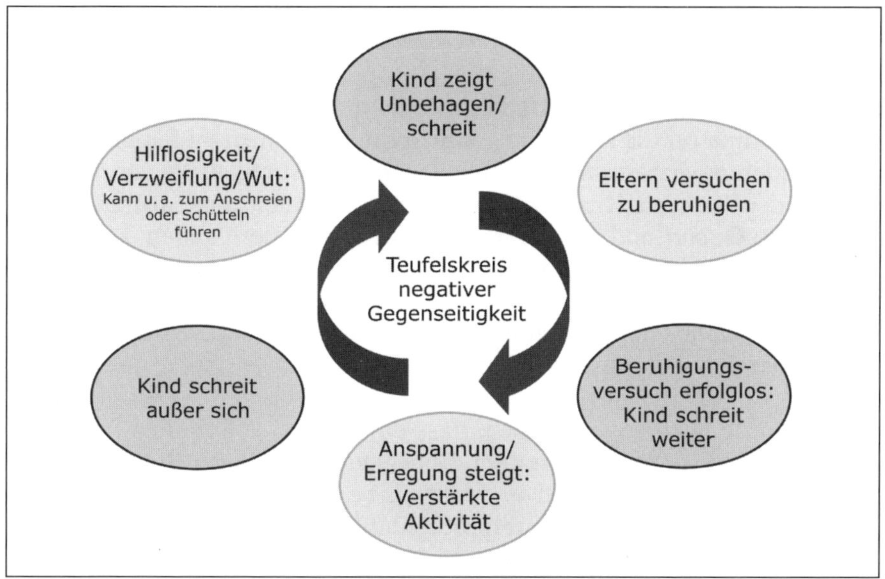

Abbildung 2:
Teufelskreis negativer Gegenseitigkeit im Kontext der Schreiproblematik

Als Eltern helfen Sie Ihrem Säugling bei der Selbstberuhigung am besten durch sogenannte intuitive Unterstützungskompetenzen (z. B. Sprechen in Babysprache, Hochnehmen, Wiegen und mit sanfter Stimme beruhigen/sprechen). Aus eigener Erfahrung wissen Sie jedoch sicher, dass wiederholte Misserfolgserfahrungen beim Beruhigen Ihres Kindes sehr frustrierend sind. Viele Eltern verlieren dann mehr und mehr das Vertrauen in ihre Fähigkeiten, ihr Kind zu beruhigen und zu unterstützen. Solche Misserfolgserlebnisse in Bezug auf die Beruhigbarkeit des Säuglings können jedoch dazu führen, dass Eltern ihr Baby zunehmend weniger unterstützen bzw. zum Teil ineffiziente Unterstützung anbieten. Gerade diese Kinder wären jedoch in besonderem Maße auf eine effektive elterliche Unterstützung angewiesen. So kann es passieren, dass Eltern kaum noch selektiv auf die unterschiedlichen Bedürfnisse (z. B. Hunger, Müdigkeit, Angst, Langeweile etc.) ihres Kindes reagieren, sondern vielfach immer wieder die gleichen, zum Teil ungeeigneten Beruhigungsmaßnahmen anwenden (z. B. Föhn oder nächtliches Autofahren). Dies wiederum kann dazu führen, dass sich die Schreiproblematik weiter verstärkt. Ist das Kind jedoch einmal wach und zufrieden, wird diesem Verhalten aufgrund der Erschöpfung der Eltern oftmals wenig Aufmerksamkeit geschenkt. Die Folge davon ist, dass es kaum noch entspannte Interaktionen und Zwiegespräche zwischen den Eltern und ihrem Kind gibt.

Neben den oben genannten Bedingungsfaktoren kennen wir noch weitere Risikofaktoren für die Entstehung von Schreiproblemen im Säuglingsalter. Unter anderem wurden starke psychosoziale Belastungen, Ängste, Depressionen oder Partnerschaftsprobleme in der Schwangerschaft, aber auch eine erschwerte Geburt und postnatale Anpassungsschwierigkeiten des Kindes im Zusammenhang mit dem vermehrten Schreien von Säuglingen beobachtet. Hierbei ist jedoch zu beachten, dass solche Zusammenhänge immer nur statistische Wahrscheinlichkeiten für eine größere Gruppe ausdrücken und nichts über den individuellen Einzelfall aussagen.

Lange wurde auch angenommen, dass das exzessive Schreien Ausdruck einer gastrointestinalen Störung sei. Daher stammt auch der Begriff des Kolikschreiens. Mittlerweile gilt es jedoch als gesichert, dass lediglich 10 Prozent der Kinder mit einer Schreiproblematik eine somatische Störung im Magen-Darm-Trakt aufweisen.

Schlafstörungen

Drei Faktoren spielen eine wesentliche Rolle:

1. Da es als normal angesehen werden kann, dass junge Kinder nachts erwachen ist ein von den Eltern bemerktes Schlafproblem in der Regel Ausdruck einer Gewöhnung des Kindes an nicht hilfreiche bzw. nicht vom Kind selbst steuerbare Einschlafhilfen. Wenn es erwacht, weint es und verlangt danach, wieder so eingeschläfert zu werden, wie es dies gewohnt ist.
2. Je weniger das Kind tagsüber geschlafen hat und je mehr Reize es aufgenommen hat, umso unruhiger wird es schlafen und umso gestörter wird dann auch der Nachtschlaf der Eltern sein.

3. Je unruhiger die Eltern auf die Unruhe des Kindes reagieren, z. B. aufstehen, Licht anmachen, häufiges Nachschauen, ob alles okay ist, umso unruhiger wird wiederum auch das Kind. Sehr geräuschempfindliche Säuglinge können beispielsweise beim Schlafen im Zimmer der Eltern von Geräuschen geweckt werden, welche die Eltern machen. Diese wiederum reagieren dann auf die kleinsten Regungen des Säuglings, so dass es zu einer gegenseitigen Unruheverstärkung kommen kann.

Kindbezogene Ursachen. Manche Kinder haben ein sehr reizsuchendes, reizhungriges Temperament. Sie nehmen sehr viel Anregung auf, sind begeisterungsfähig, wollen dauernd etwas Neues suchen und erleben und fordern dies von den Eltern auch aktiv ein. All diese Reize können sie dann aber gar nicht verarbeiten, oft werden sie mit zunehmendem Tagesverlauf immer quengeliger. Viele zeigen auch abends exzessive Unruheepisoden. Aus dieser Überreizung finden sie dann nicht in einen ruhigen Nachtschlaf. Besonders gefährdet für Schlafstörungen sind Kinder, die auch die Symptomatik des exzessiven Schreiens gezeigt haben, wie es bereits beschrieben worden ist.

Elternbezogene Ursachen. Auch Eltern kann es schwerfallen, ihre Kinder während der Nacht allein zu entlassen. Der Schlaf ist die erste Trennung, die zwischen Eltern und Kind entsteht. Das kann auch den Eltern Angst machen, besonders wenn ein Elternteil mit dem Alleinsein schon einmal schlechte Erfahrungen gemacht hat. Vielleicht kam eine wichtige Bezugsperson nicht mehr wieder oder die Eltern hatten schlimme Verlusterlebnisse, wie z. B. den Tod eines Verwandten oder eine Fehlgeburt. Solche Erfahrungen können dazu führen, dass Abschiede (und seien sie für noch so kurze Zeit) schwierig und belastend sind, und deshalb vermieden werden. Denn sie lösen unwillkürlich seelisches Unbehagen oder sogar Schmerzen aus.

Auch Eltern mit depressiven Erkrankungen tun sich oft schwer, sich während der Nacht von ihrem Kind zu trennen. Nicht selten plagen sie Schuldgefühle, wenn das Kind abends in seinem Bett weint oder quengelt. Sie fühlen sich als schlechte Eltern, weil sie ihr Kind, und sei es auch noch so kurz, weinen lassen.

Jedoch ist das Erlernen von „Selbstregulation, also das Bewältigen eines „Unlustzustandes“, wie z. B. Langeweile vor dem Einschlafen, zentral für die Entwicklung eines Kindes. Um diesen Entwicklungsschritt gehen zu können, braucht das Kind auch die Erfahrung des „Alleineseins“, d. h. es muss diesen Situationen überhaupt erst mal ausgesetzt sein. Ein Kind, das sich nie in den Schlaf quengeln durfte, konnte auch nie diese wesentliche Selbstwirksamkeitserfahrung machen, dass es das alleine kann.

Fütter- und Essprobleme

Zunächst muss festgehalten werden, dass Fütter- und Essprobleme nicht auf eine einzige Ursache zurückzuführen sind. Meist sind es verschiedene Faktoren, die ineinander greifen und sich negativ verstärken können. Eine einfache Erklärung gibt es also nicht. Die Zusammenhänge müssen möglichst genau betrachtet und unterschieden werden, damit eine Beratung oder gegebenenfalls eine Behandlung wirksam sein kann. Für Eltern kann es zum Teil entlastend sein, wenn sie erfahren, dass ihr Kind vollkommen gesund ist und vielmehr Faktoren im familiären Umfeld (insbesondere das Verhalten der Eltern) eine Rolle spielen.

Kindbezogene Ursachen. Manche Kinder bringen von sich aus ein erhöhtes Risiko für Fütter- und Essprobleme mit. Dies können bestimmte Erkrankungen und Behinderungen des Kindes sein, die die Fütter- und Esssituation beeinträchtigen. Auch Frühgeborene und belastende medizinische Behandlungen können zu häufigeren Schwierigkeiten führen. Ferner spielt das Temperament des Kindes eine große Rolle. Darunter versteht man Persönlichkeitseigenschaften, die von Anfang an da sind und sich über lange Zeit halten. Diese Eigenschaften sind anlagebedingt und schon bei Neugeborenen sichtbar. So sind manche Kinder zu müde, zu träge, kommen schwer in Gang und brauchen viele äußere Reize, um aktiv zu werden. Andere Kinder dagegen sind zu erregt, lassen sich nicht beruhigen und brauchen deshalb eine möglichst reizarme Umgebung.

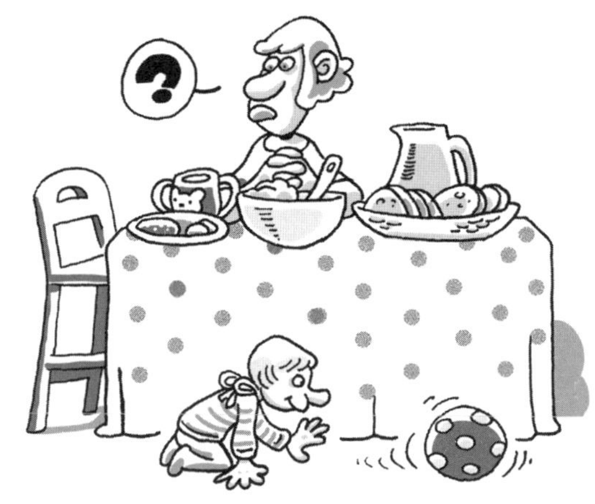

Darüber hinaus gibt es Kinder, die einfach keinen Appetit und kein Interesse am Essen haben. Dafür zeigen sie umso mehr Interesse am Spielen, sind neugierig und wach.

Auch diese Appetitlosigkeit ist häufig eine angeborene Temperamentseigenschaft.

Gewisse Kinder essen nur eine sehr eingeschränkte Zahl von Nahrungsmitteln, welche sich durch Farbe, Geruch, Geschmack oder Konsistenz unterscheiden. Inzwischen weiß man, dass diese eingeschränkten Vorlieben einerseits vererbt werden, andererseits durch mangelnde Angebote in den Familien verstärkt werden können.

Elternbezogene Ursachen. Auf der anderen Seite können Belastungen der Eltern die positive Gestaltung der Fütter- und Esssituation erschweren. Manche Eltern sind einfach müde, erschöpft und antriebslos, d. h. sie zeigen typische Zeichen einer Depression. Andere haben eine schwierige Lebenssituation, belastende Lebensereignisse zu verarbeiten und keine soziale Unterstützung. Zuletzt haben manche Eltern selbst Probleme mit ihrem Gewicht, ihrem Aussehen oder dem Essen im Allgemeinen. Selbst zurückliegende eigene Essprobleme können durch die Fütter- und Essprobleme ihrer Kinder wachgerufen werden.

Ursachen zu erkennen und sie zu benennen kann entlastend sein, wenn sie nicht zu Schuldgefühlen und Vorwürfen führen. Auch reicht es nicht aus, nur die Ursachen „herauszufinden". Manche Eltern glauben, dass ein Problem gelöst ist, wenn sie nur die Ursache kennen. Dies ist natürlich nicht der Fall. Anstatt in die Vergangenheit zu schauen, ist es viel wichtiger von der jetzigen Situation auszugehen, in die Zukunft zu blicken und optimistisch die ersten Schritte der Veränderung gemeinsam zu gehen (vgl. Kapitel 8).

8 Was können Eltern tun?

Wie bereits in der Einleitung erwähnt, ersetzt dieser Ratgeber keine Beratung bzw. Therapie bei einer Fachperson. Im Folgenden finden Sie einige Hinweise und Anregungen, die Ihnen helfen sollen, besser mit dem jeweiligen Problem Ihres Kindes umzugehen. Bitte lesen Sie diese Hinweise zur Selbsthilfe sorgfältig durch. Sie werden immer wieder neue Aspekte bei sich und Ihrem Kind entdecken können. Eine genaue Untersuchung bei Ihrem Kinderarzt ist in jedem Falle zu empfehlen.

Schreiprobleme

Bei Schreiproblemen sollten Sie folgende Hinweise berücksichtigen:

1 **Die Situation beurteilen.** Kehren Sie Ihre Probleme mit Argumenten wie: „Alle Babys schreien, da müssen wir durch" oder „Solche Probleme wachsen sich schon wieder aus" nicht unter den Teppich. Wir wissen heute, dass frühkindliche Schwierigkeiten die entstehende Mutter-Kind-Beziehung belasten und in seltenen Fällen sogar zu Kindesmisshandlung und Vernachlässigung führen können.

2 **Es liegt nicht an Ihnen.** Führen Sie sich immer wieder vor Augen: Es liegt nicht an Ihnen, dass Ihr Kind so schreit. Es schreit nicht, weil Sie unerfahrene, ängstliche, angespannte oder emotional überforderte Eltern sind. Suchen Sie die Ursache der Probleme Ihres Kindes nicht bei sich selbst, sondern gestehen Sie sich ein, ein Kind mit Schwierigkeiten in der Verhaltensregulation zu haben, welches erhöhte Ansprüche an Sie stellt.

3 **Mich selbst und mein Kind beobachten.** Dokumentieren Sie über einen gewissen Zeitraum den genauen Tagesablauf mit allen Verhaltensweisen Ihres Kindes und Ihren Reaktionen (zum Beispiel mit Hilfe des Babytagebuches). Sie können so wichtige Zusammenhänge über das Schreiverhalten Ihres Kindes gewinnen. Beobachten Sie sich selbst. Welche Gefühle oder Erinnerungen (auch an Ihre eigene Kindheit) löst das Schreien Ihres Kindes bei Ihnen aus? Wut? Aggressionen? Versagensängste? Schuldgefühle?

Hass? Ohnmacht? Trauer? Enttäuschung? Angst? Sprechen Sie diese Gefühle aus und stehen Sie dazu.

4 **Mein Baby verstehen lernen.** Babys „sprechen“ ihre eigene Sprache, welche Eltern erst lernen müssen, indem sie ihr Kind aufmerksam beobachten. Studien zeigen, dass Eltern das Schreien ihres Säuglings nicht per se unterscheiden können. Vielmehr schlussfolgern sie aufgrund bestimmter Umstände (z. B. Wann wurde das Kind das letzte Mal gefüttert, wie lange ist es nun schon wach oder was hat es in der letzten Stunde erlebt?) was das Schreien bedeutet. Wie reagieren Sie auf die Signale, die Ihr Kind aussendet? Bringen Sie Ihr Baby beispielsweise schon beim ersten Gähnen zu Bett oder haben Sie das Wegdrehen seines Kopfes irrtümlich als Suche nach neuen Reizen interpretiert? Auch wenn Ihr Kind mit aufgerissenen Augen alles um sich herum aufsaugt, kann es sinnvoller sein, die Reize möglichst gering zu halten. Vielen verzweifelten Eltern gelingt es anfänglich nicht, die Bedürfnisse ihres Kindes richtig einzuschätzen und zu deuten – dies kann man jedoch lernen.

5 **Weniger ist mehr.** Reduzieren Sie sämtliche Reize, die Ihr Kind überfordern könnten, da chronisch unruhige Babys über eine besonders niedrige Reizschwelle verfügen.

6 **Mein Baby braucht Strukturen.** Schaffen Sie einen klar strukturierten Tagesablauf mit festen Ritualen und Zeiten. Sie helfen so Ihrem Baby, seinen eigenen Rhythmus zu finden.

7 **Zeit für mich.** Respektieren Sie Ihre eigenen Bedürfnisse. Sie sind keine schlechten Eltern, wenn Sie sich neben der Betreuung Ihres Kindes auch Auszeiten für sich selbst gönnen. Legen Sie sich hin, sobald Ihr Baby schläft. Nutzen Sie jede Gelegenheit, sich auszuruhen und Ihr Schlafdefizit aufzuholen. Spannen Sie den Partner, Freundinnen oder Großeltern ein, die das Kind für ein paar Stunden betreuen. Nutzen Sie diese Zeit ganz für sich (nicht um liegen gebliebene Arbeit zu erledigen).

8 **Zeit für mein Baby.** Kümmern Sie sich in den Wachphasen, in denen Ihr Kind zufrieden ist und nicht schreit, besonders liebevoll um Ihr Kind. Zum einen können Sie Ihr Kind in diesen Momen-

ten richtig genießen. Zum anderen merkt es: „Meine Eltern sind auch dann bei mir, wenn ich nicht schreie.“

9 **Schütteln Sie niemals Ihr Baby!** Ein chronisch unruhiges und schreiendes Kind bringt jeden irgendwann an seine Grenzen. Wenn Sie jedoch merken, dass Sie durch das Schreien Ihres Kindes im Moment in einen solchen Erregungszustand geraten, in dem Sie Gefahr laufen Ihr Kind zu schütteln, legen Sie Ihr Baby rechtzeitig an einem sicheren Ort ab. Versuchen Sie zuerst, sich selbst zu beruhigen, und kehren Sie erst dann zu Ihrem Baby zurück, wenn Sie es sich wieder zutrauen. Beim Schütteln wird das Köpfchen plötzlich hin- und hergerissen. Da die Nackenmuskulatur das Köpfchen noch nicht stützen kann, kommt es dabei zu Rissen feiner Blutäderchen und dadurch zu Hirnblutungen, die tödlich sein können.

Schlafprobleme

Zunächst ist es wichtig, dass Sie einen geregelten Tagesablauf für sich und Ihr Kind schaffen, in dem sich Aktivitäten mit Phasen der Ruhe abwechseln (vgl. auch das Merkblatt „Prävention von Schlafstörungen während der ersten drei Monate“ im Anhang, S. 47).

Genauso wichtig sind feststehende, immer wiederkehrende Abendrituale, die sich möglichst immer in der gleichen Form wiederholen sollten (z. B. Baden, Singen, Streicheln oder Vorlesen, ins Bett legen). Sie können diesen Ablauf ganz nach Ihrem Geschmack gestalten. Wichtig ist nur, dass sich dieses Ritual immer in der gleichen Abfolge wiederholt und auch immer etwa zur gleichen Zeit in der gleichen Umgebung stattfindet. Dies vermittelt dem Kind ein Gefühl der Sicherheit. Eine „Einschlafbereitschaft“ kann so bereits vorbereitet werden, da eine Art Gewöhnungsreflex hergestellt wird.

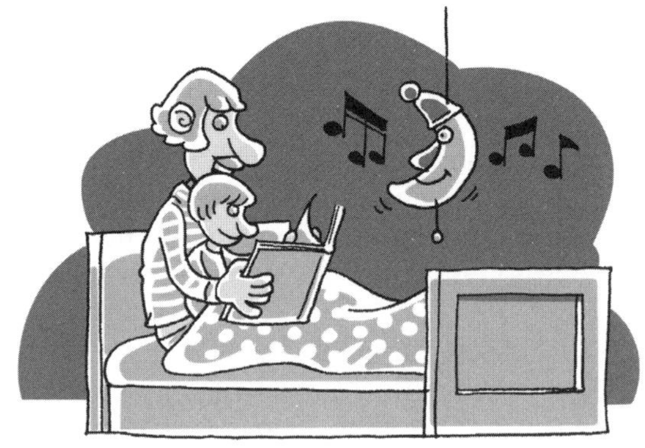

Hilfreich können Kuscheltiere oder Schmusetücher sein, die das Kind bei sich hat. Auch daran kann man das Kind aktiv gewöhnen, beispielsweise indem man ihm auch tagsüber immer dann diese Dinge gibt, wenn es zur Ruhe kommen soll. Wenn es die Mutter eine Zeit lang am eigenen Körper getragen hat, riecht es nach ihr und kann so ein Gefühl der Verbundenheit erzeugen. So kann ein Schmusetuch oder Kuscheltier ein idealer Begleiter in den Schlaf sein, den das Kind auch nachts bei sich haben kann.

Notwendige Maßnahmen. Wichtig ist es, sich darüber bewusst zu werden, dass es für ein Kind keine Strafe oder Zumutung ist, alleine in seinem Bettchen einzuschlafen. Erst recht ist es kein Trauma! Vielmehr handelt es sich um einen wichtigen Entwicklungsschritt hin zu einer autonomen Person, den alle Kinder irgendwann bewältigen müssen.

Merke:

Wenn Kinder beim Einschlafen weinen und schreien, ist dies meist ein Ausdruck des Protests gegen den Wegfall von liebgewonnenen Gewohnheiten sowie der Versuch, diese liebgewonnenen Gewohnheiten herbeizuführen. Kinder lernen in diesem Zusammenhang auch sehr schnell am Erfolg. Wenn Sie z. B. merken, dass noch lauteres oder schrilleres Schreien die Eltern schließlich doch bewegt, zu ihnen zu kommen, werden sie diese Strategie auch in der Zukunft immer wieder anwenden. Wenn sie jedoch lernen, dass ihr Protest keinen Erfolg hat, werden sie die Strategie immer seltener anwenden und schließlich gar nicht mehr. In der Regel dauert es ein paar Tage, bis dieser Lernvorgang eingesetzt hat. Und diese Tage bzw. Nächte können für Eltern sehr anstrengend sein. Das Kind schreit teilweise stundenlang. Aufgrund der großen emotionalen Erregung und anatomischer Besonderheiten des Magen-Darm-Traktes bei Kindern kann es vereinzelt sogar dazu kommen, dass sich ein Kind übergeben muss. Dies hat jedoch keine gesundheitliche Relevanz.

In diesem Fall ist es sinnvoll, das Kind und das Bett zu säubern und dann sofort mit dem Vorgehen in der Einschlafsituation fortzufahren, d. h. das Kind wieder wach ins Bettchen zu legen und ihm in liebem Ton zu sagen, dass es jetzt schlafen soll. Denn nur, wenn sich die Eltern von diesem Vorgehen durch nichts abbringen lassen, wird das Kind die Situation akzeptieren.

Allgemeine Schlafregeln. Die wichtigste Grundregel für Kinder ab einem Alter von sechs Monaten ist, dass sie im eigenen Bett, möglichst im eigenen Zimmer schlafen sollten. Fläschchen, Stillen oder Herumtragen sind als Einschlafhilfen ungeeignet. Ein Kuscheltier und/oder eine Spieluhr sollten die immer gleichen Requisiten sein, die das Kind nach dem immer gleichen Zubettgeh-Ritual in den Schlaf begleiten. Die Eltern sollten sich von ihrem wachen Kind verabschieden, so dass es lernt, alleine einzuschlafen. Nur so kann es von dieser Fähigkeit immer dann Gebrauch machen, wenn es nachts aufwacht.

Behandlung von Schlafstörungen. Einer Behandlung von Schlafstörungen sollte immer eine Untersuchung beim Kinderarzt vorausgehen, um organische Ursachen auszuschließen.

Liegen keine körperlichen Erkrankungen vor, sollte in einem ersten Schritt ein Tagebuch geführt werden, um aufzuzeichnen, wann das Kind tagsüber isst, schläft, quengelt oder spielt (vgl. Schrei-, Schlaf- und Füttertagebuch im Anhang, Seite 46). Vielleicht können hier Regelmäßigkeiten entdeckt werden? Welcher Tagesablauf führt eher zu einem ruhigen, welcher eher zu einem unruhigen Schlaf Ihres Kindes? Kann ihm mit einer Reizreduktion am Tag geholfen werden?

Die Schlafintervention, wie sie im Buch „Jedes Kind kann schlafen lernen" von Annette Kast-Zahn und Hartmut Morgenroth oder in anderen Ratgebern beschrieben wird, sollte nur dann durchgeführt werden, wenn Sie sich innerlich wirklich dazu bereit fühlen. Eine halbherzige Schlafintervention ist schlechter als gar keine. Denn wenn Eltern die vorgeschlagenen Verhaltensweisen nicht konsequent durchhalten können, lernt ihr Kind daraus, dass es nur laut genug bzw. lange genug schreien muss, um zu seinem Ziel zu gelangen. Sollten Sie dann später wieder einmal einen Versuch unternehmen wollen, wird dieser ungleich schwerer werden.

Der Ablauf der Schlafintervention ist wie folgt (vgl. auch das Merkblatt „Voraussetzungen für eine gelingende Schlafintervention" im Anhang, S. 48):
1. Das Kind wird wach in sein Bettchen gelegt.
2. Sollte es protestieren oder schreien geben die Eltern in immer gleichen Abständen (in der Regel alle 5 Minuten) eine Rückversicherung, d. h. sie betreten das Zimmer des Kindes, bleiben jedoch an der Tür stehen und nehmen das Kind nicht aus dem Bett.
3. Bei dieser Rückversicherung zeigen Eltern durch ihr Erscheinen, dass sie für das Kind da sind und geben ihm Sicherheit. Sie sollten möglichst wenig sprechen und agieren (z. B. „Wir sind da, alles ist gut, schlaf jetzt bitte").

4. Danach verlassen die Eltern das Zimmer wieder und warten die vorab festgelegte Zeitdauer (z. B. 5 Minuten) ab, bevor sie das Zimmer des Kindes erneut betreten und dort wieder eine Rückversicherung geben.
5. Dieser Ablauf wird so oft wiederholt, bis der Schlaf eintritt. Was bei der ersten Schlafintervention mehrere Stunden dauern kann.

Merke:

Folgende Fragen sollten Sie eindeutig mit „Ja" beantworten, bevor Sie mit der Schlafintervention beginnen:

- ☐ Können wir als Eltern das Schreien unseres Kindes tolerieren?
- ☐ Glauben wir beide daran, dass unserem Kind nichts geschehen wird?
- ☐ Sind wir beide davon überzeugt, dass wir unser Kind nicht traumatisieren werden?
- ☐ Sind wir ausgeschlafen?
- ☐ Haben wir morgen einen freien Tag?
- ☐ (Sind unsere Nachbarn vorgewarnt?)

Fütter- und Essprobleme

Fütter- und Essprobleme sind bei den meisten Kindern durch einfache Maßnahmen sehr gut zu beeinflussen. Viele Eltern wissen leider nicht, wie simpel manche Veränderungen sind und welche Wirkungen sie entfalten, wenn sie konsequent durchgehalten werden. Erst im Nachhinein fragen sie sich, warum sie nicht schon sehr viel früher daran gedacht haben. Es sollen im Folgenden einfache Ratschläge zur Umgebungsveränderung, zu allgemeinen Essregeln und zuletzt zu speziellen Behandlungsschwerpunkten gegeben werden.

Notwendige Maßnahmen. Zunächst sollten sich Eltern immer darüber im Klaren sein, dass sie eine Vorbildfunktion für ihre Kinder haben. Folgende Hinweise sollten Sie berücksichtigen:

1 **Kinder orientieren sich bei dem, was sie essen, an den Eltern.** Gerade beim Essen ist es ungeschickt, wenn Sie etwas von Ihrem Kind verlangen, was Sie selber nicht mögen. Nahrungsmittel, die man selbst ablehnt, werden mit großer Wahrscheinlichkeit vom eigenen Kind auch abgelehnt. Wenn Sie z. B. selbst keinen Fencheltee mögen, ist die Wahrscheinlichkeit groß, dass auch Ihr Kind diesen nicht mag.

2 **Feste Haupt- und Zwischenmahlzeiten**. Sie sollten auch überprüfen, ob Sie sich an feste Haupt- und Zwischenmahlzeiten halten oder über den Alltag verteilt ununterbrochen naschen. Ihr Kind wird Sie genau beobachten und sich an Ihrem Vorbild orientieren.

3 **Nahrungszusammensetzung überdenken.** In manchen Familien ist die Nahrungszusammensetzung nicht ausgewogen, vielseitig und gesund. Gibt es etwas daran zu ändern, sodass das das Kind einen Anreiz hat, Ihnen zu folgen?

4 **Essen ist eine besondere Zeit für familiären Austausch und Kommunikation.** Folgende Aspekte sind dabei wichtig: Ist der Platz dafür geeignet? Wird immer am Tisch gegessen, oder mal auf der Couch oder auf dem Boden? Hat das Kind einen Stuhl, auf dem es für sein Alter bequem sitzen kann? Können Sie entspannt beim Tisch sitzen oder haben Sie Angst, dass Ihr Kind auf den Boden kleckern könnte? Beispielsweise ist es nicht sinnvoll, auf einem Stuhl, der auf einem weißen Teppich steht, zu essen. Man kann in solchen Fällen entweder eine Plastiktischdecke unter den Stuhl legen oder das Essen in einen anderen Raum, z. B. in die Küche, verlagern.

5 **Die Essenssituation sollte entspannt ohne Ablenkung erfolgen.** Insbesondere sollte beim Essen kein Fernseher laufen, keine DVDs abgespielt oder Musik gehört werden, wie es leider in vielen Familien der Fall ist. Ihr Kind wird in solchen Fällen abgelenkt sein und Sie haben weniger Möglichkeiten, das Positive am Essen gemeinsam zu entwickeln.

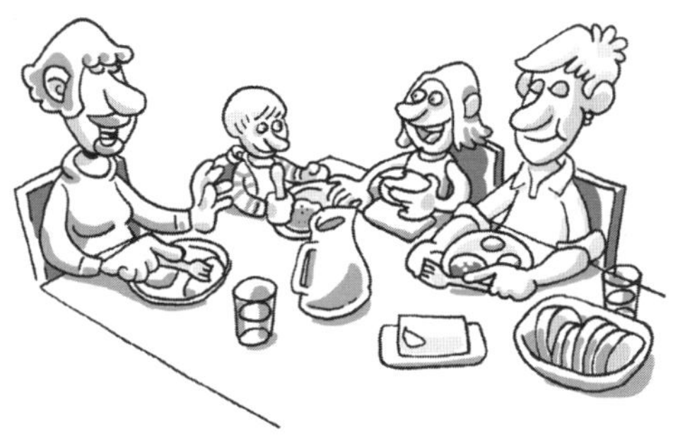

6 **Klarer und vorhersehbarer Tagesablauf.** Zuletzt ist es wichtig, sich den allgemeinen Ablauf des Alltags anzuschauen. Kinder bevorzugen einen klar vorhersehbaren, gut geplanten Tagesablauf. Dazu gehören klare Zeiten zum Aufstehen, zum Einschlafen und

natürlich auch für die Mahlzeiten. Wenn Ihr eigener Alltag chaotisch verläuft, wird Ihr Kind es sehr viel schwieriger haben, einen Rhythmus zu entwickeln und dann z. B. mittags auch Hunger zu haben. Ein gut geplanter Alltag bietet mehr Freiräume für gemeinsame positive Zeiten. Bei allen Schwierigkeiten und Problemen sollte immer auch darauf geachtet werden, dass der Familie genügend Zeit für ein entspanntes gemeinsames Spielen verbleibt.

Allgemeine Essensregeln. Die im Folgenden dargestellten allgemeinen Essensregeln sind so wichtig, dass sie im Prinzip für alle Kinder gelten – mit oder ohne Fütter- und Essprobleme.

Merke: Allgemeine Essensregeln

- Feste Mahlzeiten, nur geplante Zwischenmahlzeiten.
- Außer Wasser und Tee (ungesüßt), kein Nahrungsangebot zwischen den Mahlzeiten.
- Dauer der Mahlzeiten maximal 30 Minuten.
- Neutrale Atmosphäre, kein Essen unter Zwang.
- Kein Spielen während der Mahlzeiten.
- Essen nie als Belohnung oder Geschenk.
- Kleine Portionen.
- Feste Nahrung zuerst, Flüssigkeiten später.
- Unterstützung von aktivem Essen der Kinder.
- Der Mund wird nur nach dem Beenden der Mahlzeiten abgewischt.
- Wegräumen des Essens nach fünf bis zehn Minuten, falls das Kind ohne zu essen spielt.
- Beendigung der Mahlzeiten, wenn das Kind das Essen in Wut umherschmeißt.

Der erste Schritt ist das Einführen von festen Mahlzeiten. Drei Hauptmahlzeiten morgens, mittags und abends sind für Kleinkinder vollkommen ausreichend. Zwischenmahlzeiten am Morgen und am Nachmittag sollten geplant und regelmäßig angeboten werden. Zwischen diesen Mahlzeiten sollte das Kind nicht naschen. Sie sollten also keine Kekse oder Süßigkeiten anbieten, da Ihr Kind sonst zu den festen Mahlzeiten keinen Appetit mehr hat. Manche Kinder holen sich Kalorien über Flüssigkeiten. Viele Eltern wissen nicht, dass Milch und Fruchtsäfte sehr viele Kalorien enthalten, die ebenfalls den Appetit des Kindes bei den Mahlzeiten reduzieren. Das Kind sollte deshalb außer Wasser oder ungesüßtem Tee, wovon es so viel trinken kann, wie es möchte, nichts zwischen den Mahlzeiten trinken. Durch diese einfachen Veränderungen im Alltag gewährleisten Sie, dass Ihr Kind sich an eine feste Struktur gewöhnt und bei den Mahlzeiten mit Appetit ein selbstständiges Essen entwickeln kann.

Die Mahlzeiten sollten auf maximal 30 Minuten beschränkt werden. Manche Kinder trödeln, erzählen oder spielen und zögern die Mahlzeiten unendlich hinaus. Dieses Verhalten führt oft zu Ärger und Stress bei den Eltern. Wenn Sie das Essen nach einer halben Stunde abräumen, lernt Ihr Kind, dass es sich sputen muss, um fertig zu werden. Dazu sind 30 Minuten mehr als ausreichend.

Während des Essens ist für eine möglichst entspannte, neutrale Atmosphäre zu sorgen. Unter keinen Umständen darf Ihr Kind zum Essen gezwungen werden. Drohen, Schreien, Herumbrüllen oder sogar ein Klaps haben am Essenstisch nichts zu suchen. Vielmehr wird es den Widerstand Ihres Kindes nur verstärken und am Ende sind alle unglücklich.

Während der Mahlzeiten sollte Ihr Kind nicht spielen, malen oder anderen Aktivitäten nachgehen. Die Mahlzeiten sind ausschließlich zum Essen da. Am Anfang kann es sinnvoll sein, außerhalb der Mahlzeiten feste Spielzeiten mit Ihrem Kind zu vereinbaren, so dass es weiß, wann gegessen und gespielt wird. Manche Kinder haben einen gesteigerten Rededrang und reden ununterbrochen, was sie vom Essen abhält. Auch hier kann es sinnvoll sein, das Reden etwas einzuschränken und auf die Zeit nach dem Essen zu verschieben. Wie bereits erwähnt, sollte bei den Mahlzeiten natürlich kein Fernseher, keine DVDs oder Musik laufen. Auch Erwachsene sollten bei den Mahlzeiten essen und nicht z. B. Zeitungen oder Bücher lesen.

Essen, vor allem Süßigkeiten oder Nachtisch, sollte nie als Belohnung oder Geschenk eingesetzt werden. Manche Eltern versuchen, ihre Kinder zu bestechen, indem sie ihnen Süßigkeiten anbieten, wenn sie etwas gegessen haben. Dadurch werden manche Nahrungsmittel abgewertet und andere erhalten eine übermäßige Bedeutung.

Ganz wichtig ist es, nicht den Teller des Kindes zu überfüllen. Das Ziel ist es nicht, einen Teller leer zu essen, sondern aktiv zu probieren und selbst zu bestimmen. Manche Kinder sind völlig überwältigt, wenn sie den vollen Teller sehen und geben gleich auf. Von daher ist es sinnvoll, kleinere Portionen auf den Teller zu legen und abzuwarten, bis Ihr Kind nach einem Nachschlag fragt. Ihr Kind kann während der Mahlzeiten jederzeit mehr Essen verlangen, doch sollte dies nicht aufgedrängt, sondern bei Nachfrage gegeben werden! Auch können Eltern im Sinne des Modelllernens als Vorbild dienen. Bei neuen Nahrungsmitteln ist es sinnvoll, diese vor dem Kind zu probieren und seine Neugier zu wecken. Oft wollen die Kinder auch das probieren, was die Eltern haben.

Selbstverständlich sollte die feste Nahrung zuerst gegessen werden, Flüssigkeiten später. Milch und Fruchtsäfte sind besonders sättigend und sollten vermieden werden. Wasser reicht vollkommen aus.

Das Grundprinzip ist natürlich, jede Art von Aktivität der Kinder zu unterstützen. Wenn das Kind erstmals nach dem Löffel greift, den Becher anfasst, mit der Gabel stochert oder sogar mit einem stumpfen Messer auf das Essen drückt, geben Sie ihm bitte die Möglichkeit, dieses auszuprobieren. Kinder sind sehr stolz, wenn sie neue Fähigkeiten erlernt haben – und auch für Sie wird es sehr viel entlastender. Dabei sollte man auch ein gelegentliches Kleckern in Kauf nehmen. Falls das Kind jedoch ohne zu essen spielt, sollte der Teller nach fünf bis zehn Minuten abgeräumt werden. Das Kind sollte weiterhin am Tisch sitzen bleiben, bis alle mit dem Essen fertig sind. Wenn das Kind jedoch aus Wut oder Langweile Essen umherumwirft, wird die Mahlzeit sofort beendigt.

Ansonsten sollte man das Kind beim Essen in Ruhe lassen. Insbesondere sollte der Mund nur nach dem Beenden der Mahlzeiten abgewischt werden. Manche Eltern haben die Angewohnheit, während des Fütterns oder Essens den Mund immer wieder abzuwischen, was kein Mensch mag – auch Kinder nicht!

Behandlung von Fütter- und Essstörungen. Die Grundlage einer Behandlung von Fütter- und Essstörungen ist immer eine vorherige Untersuchung beim Kinderarzt. Weiterhin muss im Rahmen einer Abklärung festgestellt werden, um welche Fütter- und Essstörung es sich handelt. Danach wird der Therapeut den Behandlungsplan mit Ihnen besprechen. Dabei kann der Schwerpunkt der Behandlung sehr unterschiedlich sein.

Bei Säuglingen, die beim Füttern Schwierigkeiten haben, einen wachen Zustand aufrechtzuerhalten, ist es wichtig die Umgebungsreize so zu dosieren, dass es Ihrem Kind gut geht und es zu Ende trinken kann. Ein müdes, schläfriges Kind braucht mehr Reize, z. B. ein Streicheln während der Fütterung.

Ein lebhaftes, übererregtes Kind braucht eine ruhige Umgebung, d. h. Sie sollten ohne äußere Ablenkung in einem seperaten Zimmer füttern.

Bei Kindern, die keinen Appetit und kein Interesse am Essen haben, ist eine klare Strukturierung der Mahlzeiten, wie auch des gesamten Alltags sehr wichtig. Bei den Mahlzeiten müssen Eltern klare Regeln einhalten und Grenzen setzen. Dies ist für Eltern oft schwer durchzusetzen. Deshalb ist die Unterstützung von Seiten eines Therapeuten sehr wichtig.

Bei Kindern, die nur eine eingeschränkte Zahl von Nahrungsmitteln tolerieren, ist ein langsames und allmähliches Vorgehen von großer Bedeutung. Neue Nahrungsmittel sollten nur schrittweise eingeführt werden. Es reicht vollkommen aus, wenn das Kind neue Nahrung probiert, es muss diese nicht aufessen. Man weiß inzwischen, dass ein mehrfaches Probieren (mindestens 50 Bisse) notwendig ist, bis ein Kind sich an Neues gewöhnt hat. Die Eltern sind als Vorbild dabei besonders wichtig. Das Probieren kann auch mit kleinen Belohnungen (z. B. Aufkleber, Stempel etc.), aber nicht mit Nahrung verstärkt werden.

Bei Kindern mit Behinderungen, Erkrankungen oder anderen medizinischen Problemen sollten Sie unbedingt den Rat und die Begleitung Ihres Kinderarztes in Anspruch nehmen. Die Probleme können so vielgestaltig sein, dass nur eine klare Abstimmung unter Berücksichtigung aller medizinischen Faktoren zum Erfolg führen kann. So können beispielsweise bei manchen Kindern zusätzliche Behandlungen durch Sprachtherapeuten, die sich auf Störungen der Wahrnehmung und Motorik im Mundbereich spezialisiert haben, sehr hilfreich sein.

Zuletzt sollten Eltern keine Scham haben, für sich selber Hilfe in Anspruch zu nehmen. Wenn Sie sich müde, erschöpft und depressiv fühlen, können Sie Ihrem Kind wirklich am besten helfen, wenn Sie für sich selber sorgen und sich Unterstützung holen!

9 Was können Psychotherapeuten und Kinderpsychiater tun?

Oftmals fällt es Eltern schwer professionelle Hilfe in Anspruch zu nehmen, da sie glauben, sich damit ihre Unfähigkeit einzugestehen. Vielfach ist das „Mutter-/Elternsein“ stark durch bestimmte Idealvorstellungen geprägt, welche unter anderem auch durch die Medien beeinflusst werden. Solche Idealvorstellungen entsprechen jedoch selten der Realität des Alltags und können dazu führen, dass Eltern sich scheuen, professionelle Hilfe in Anspruch zu nehmen. Wenn die Probleme Ihres Kindes jedoch schon über einen längeren Zeitraum bestehen, bisherige Versuche die Probleme selbst in den Griff zu bekommen gescheitert sind und/oder Sie sich sehr stark belastet fühlen, ist es sinnvoll sich Unterstützung zu suchen.

Da Verhaltensprobleme von Säuglingen und Kleinkindern nie isoliert von den familiären Bedingungen betrachtet werden dürfen, ist das Ziel einer Behandlung verhaltensregulatorischer Probleme (Schrei-, Schlaf- und Fütterungsprobleme), neben der Besserung der Symptome des Kindes, vor allem die Entlastung der Eltern und damit die Förderung positiver Interaktionen und Beziehungserfahrungen. In der Regel sollten Sie und Ihr Kind gemeinsam behandelt werden.

Ihr erster Ansprechpartner sollte immer Ihr Kinderarzt sein, der Ihr Kind seit Geburt kennt und weiß, ob es gesund ist. Er kann Ihnen mit Tipps, Ratschlägen und einer Beratung zur Seite stehen. Manchmal sind weiterführende und spezielle Beratungen sinnvoll, wie sie an verschiedenen Beratungsstellen angeboten wird.

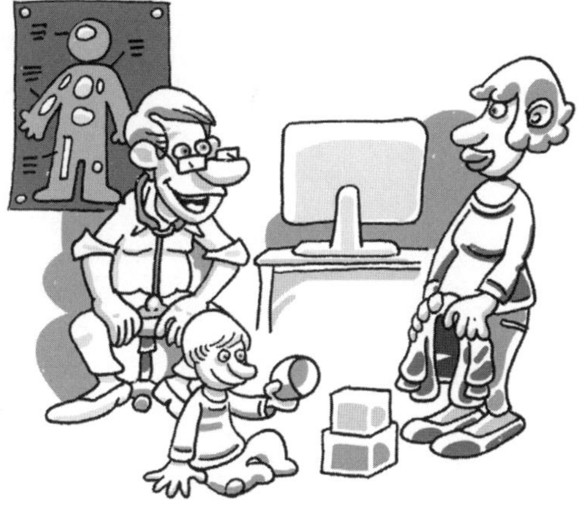

Nur bei ausgeprägten und anhaltenden Problemen ist eine Behandlung im weiteren Sinn notwendig. Ihr Kinderarzt wird Sie bei der Wahl beraten – ob sie sich an einen Kinderpsychotherapeuten (die entweder Psychologen oder Pädagogen sind) oder an einen Kinderpsychiater (die Ärzte sind) wenden.

Der Kinderpsychotherapeut oder Kinderpsychiater wird, bevor er eine Beratung bzw. Therapie beginnt, eine Vielzahl von Fragen stellen und Sie und Ihr Kind beobachten oder untersuchen. Er wird gemeinsam mit Ihnen Ihre Problemlage analysieren und nach Lösungen suchen. Danach werden Sie in der Umsetzung dieser Lösungsansätze unterstützt. Der Therapeut wird dabei versuchen, die Prinzipien, wie sie in diesem Ratgeber aufgeführt sind, mit Ihnen gemeinsam in Ihren Alltag zu übertragen. So wird er Sie unter anderem im Erkennen und im angemessenen Umgang mit den Verhaltenssignalen Ihres Kindes unterstützen und Ihnen helfen, die Fähigkeiten Ihres Kindes zu fördern, so dass wieder entspannte und spielerische Interaktionen möglich werden.

10 Gibt es noch weitere Hilfen?

Zu alternativen Therapieansätzen bei Schrei-, Schlaf- oder Fütterungsproblemen gibt es nur wenige wissenschaftliche Studien. Indikationsempfehlungen basieren häufig auf persönlichen Erfahrungen und Meinungen.

Beratung oder eine psychotherapeutische Behandlung sollte bei Säuglingen und Kleinkindern immer Vorrang haben, da sie am wirksamsten sind. Manche Eltern wünschen sich in ihrer Verzweiflung ein Medikament, das ihr Kind beruhigt oder es besser einschlafen lässt. So verständlich dieser Wunsch auch ist, haben Studien immer wieder gezeigt dass Medikamente sehr viel weniger wirksam sind als eine Beratung oder Psychotherapie. So kommen viele Eltern mit dem „Verdacht" auf Blähungen bei ihrem Säugling zum Kinderarzt und werden dann mit entsprechenden Medikamenten, welche den Darmgasgehalt verringern sollen, versorgt. Blähungen sind jedoch oftmals nicht Ursache sondern Folge des vermehrten Schreiens und dem damit verbundenen Schlucken von Luft. Als entbehrliche Therapiemaßnahmen haben sich medikamentöse Therapieversuche mit Beruhigungs- oder Schlafmitteln erwiesen, denn diese Maßnahmen zeigen keine Langzeiterfolge. Eine spezielle Diät der Mutter oder Nahrungsumstellungen beim Kind sind ohne klaren Grund nicht angezeigt. Auch zur Wirksamkeit anderer Therapieformen wie Akupunktur oder Craniosakraltherapie gibt es keine wissenschaftlich fundierten Belege.

Viele Eltern von Säuglingen vertrauen auf homöopathische Heilmittel. Auch hier muss gesagt werden, dass es keinerlei wissenschaftliche Belege für die Wirksamkeit von homöopathischen Mitteln bei Problemen der Verhaltensregulation gibt. Daher muss von einer Unwirksamkeit homöopathischer Verfahren ausgegangen werden. Wenn Eltern jedoch sehr von der Wirkung eines Mittels überzeugt sind, nehmen sie bestimmte Effekte des Mittels bei ihrem Kind wahr (Placebo-Effekt), verhalten sich aber möglicherweise auch ihrem Kind gegenüber anders, was bereits zu einer Entspannung der Situation führen kann.

Anhang

Weiterführende Literatur

Bart, R. (2008). *Was mein Schreibaby mir sagen will. Hilfe durch bessere Kommunikation – Schritt für Schritt zum Erfolg*. Weinheim: Beltz.

Bolten, M., Möhler, E. & von Gontard, A. (2012). *Psychische Störungen im Säuglings- und Kleinkindalter: Exzessives Schreien, Schlaf- und Fütterstörungen* (Leitfaden Kinder- und Jugendpsychotherapie). Göttingen: Hogrefe.

Kast-Zahn, A. & Morgenroth, H. (2007). *Jedes Kind kann schlafen lernen* (3., Aufl.). München: Gräfe & Unzer.

Kast-Zahn, A. & Morgenroth, H. (2007). *Jedes Kind kann richtig essen* (2., Aufl.). München: Gräfe & Unzer.

Largo, R. H. (2001). *Babyjahre. Die frühkindliche Entwicklung aus biologischer Sicht* (17. Aufl.). München: Piper.

Stiftung Kindergesundheit, Papoušek, M., Rothenburg, S., Cierpka, M. & von Hofacker, N. (2005). *Regulationsstörungen der frühen Kindheit CD-basierte Fortbildung*. München: Stiftung Kindergesundheit.

Materialien

Schrei-, Schlaf- und Füttertagebuch

Name: ______________________ Geburtstag: ______________ Alter: ______________

Schlafphase ▬▬▬ Wachphase .... Schreien ∿∿∿ Mahlzeit ▼ Bettzeit ⟶|

Datum	6.00	6.30	7.00	7.30	8.00	8.30	9.00	9.30	10.00	10.30	11.00	11.30	12.00	12.30	13.00	13.30	14.00	14.30	15.00	15.30	16.00	16.30	17.00	17.30	18.00	18.30	19.00	19.30	20.00	20.30	21.00	21.30	22.00	22.30	23.00	23.30	24.00	0.30	1.00	1.30	2.00	2.30	3.00	3.30	4.00	4.30	5.00	5.30	6.00	6.30

6.00 7.00 8.00 9.00 10.00 11.00 12.00 13.00 14.00 15.00 16.00 17.00 18.00 19.00 20.00 21.00 22.00 23.00 24.00 1.00 2.00 3.00 4.00 5.00 6.00

Merkblatt „Prävention von Schlafstörungen während der ersten drei Monate"[1]

➔ Keine Angst vor Verwöhnung! Das Baby ist auf regulatorische Unterstützung seiner Eltern (Körperkontakt, vertrauter Geruch, vertraute Stimme, sanftes Wiegen, Saugen an der Brust u. a.) angewiesen.

➔ Signale von Aufnahmebereitschaft, Erholungsbedürfnis, Müdigkeit, Belastung, Überreizung sowie von Hunger und körperlichem Missbehagen wahrnehmen, verstehen lernen und sich davon leiten lassen.

➔ Differenzieren lernen zwischen Hunger (→ Stillen), Nähebedürfnis (→ Körperkontakt), Saugbedürfnis zur Selbstberuhigung (→ Schnuller) und Schlafbedürfnis (→ Schlafen legen).

➔ Unterstützung regelmäßiger Schlaf-Wach-Zyklen von Aufwachen – Stillen/Füttern (evtl. Nickerchen auf dem Arm) – Wachzeit mit Zwiegespräch, ruhigem Beobachten – Schlafenlegen bei Müdigkeit (Schlaf-Wach-Tagebuch).

➔ Übermüdung vermeiden, Wachphasen insgesamt nicht länger als ein bis zwei Stunden ausdehnen.

➔ Überstimulation (ständiges Herumtragen, heftiges Schaukeln in wechselnden Positionen) vermeiden, Reizabschirmung und Reizreduktion, speziell vor dem Schlafenlegen.

➔ Nächtliche Wachphasen reizarm gestalten, Stimulation (Licht einschalten, Spielen) vermeiden.

Bei dysregulierten, (ehemals) exzessiv schreienden Säuglingen

➔ sind sämtliche Empfehlungen besonders wichtig, aber umso schwieriger umzusetzen.

[1] © Stiftung Kindergesundheit, Papoušek, Rothenburg, Cierpka und von Hofacker (2005). Abdruck erfolgt mit Genehmigung der Autoren und der Stiftung Kindergesundheit.

Merkblatt „Voraussetzungen für eine gelingende Schlafintervention (ab dem sechsten Lebensmonat)“[2]

➔ **Beruhigendes Zubettgeh-/Einschlafritual außerhalb des Bettchens mit viel körperlicher Nähe und ungeteilter Aufmerksamkeit, jeden Abend zur gleichen Zeit, wenn das Kind müde wird.**

➔ Wach ins Bettchen legen.

➔ Verfügbarkeit von vertrauten, selbst steuerbaren Einschlafhilfen (Schmusewindel, Teddy, bei dysregulierten Säuglingen auch Schnuller).

➔ Verabschieden und den Raum verlassen, die Tür einen Spalt auflassen, Licht im Flur, im Hintergrund vertraute Geräusche und Stimmen.

➔ **Erwartungsgemäß wird das Kind während der Intervention schreien, als Ausdruck von** (in abnehmender Häufigkeit):
- **Protest** gegen Verletzung der bisherigen, vertrauten Gewohnheiten,
- **hartnäckiger Versuch**, das Vertraute wieder zu erreichen (starker Wille),
- **„Austesten“ der Grenzen,**
- **Trennungsängste und Verlassenheitsgefühle**.

➔ **Bei anhaltendem Schreien** in vorher festgelegten (nicht durch das Schreien gesteuerten) Abständen (etwa alle 5 Minuten) dem Kind eine kurze Zuwendung und Rückversicherung geben, **ohne es aus dem Bett zu nehmen, Flasche/Brust anzubieten oder extra Licht anzumachen.**

➔ Dabei Kommunikation von
- **Wärme, Sicherheit, Gelassenheit, erreichbarer Nähe,**
- **Zutrauen** anstelle von Angst, Hilflosigkeit, Schuldgefühlen, Ärger, Straftendenz oder Abwertung,
- **klaren, bestimmten Regeln**

von
- **Rückversicherung** für das Kind: „Du bist nicht alleine.“
- **Vergewisserung:** „Alles ist in Ordnung, du kannst schlafen, ich schaue wieder nach dir.“
- **Zutrauen:** Dem Kind Gelegenheit geben, sich selbst zu beruhigen und sich Müdigkeit und Schlaf zu überlassen.

➔ Intervention mit dem abendlichen Einschlafen beginnen und **beim nächtlichen Aufwachen ebenso vorgehen wie am Abend.**

---

2 © Stiftung Kindergesundheit, Papoušek, Rothenburg, Cierpka und von Hofacker (2005). Abdruck erfolgt mit Genehmigung der Autoren und der Stiftung Kindergesundheit.